SUR

LA LÈPRE

ROLE ÉTIOLOGIQUE

I. DE L'HÉRÉDITÉ — II. DE LA TRANSMISSIBILITÉ

(NOSOLOGIE GÉNÉRALE — PROPHYLAXIE)

PAR

ERNEST BESNIER

Membre de l'Académie de Médecine,
Médecin honoraire de l'Hôpital Saint-Louis.

CONFÉRENCE DE BERLIN POUR LA LÈPRE

OCTOBRE 1897

PARIS

MASSON ET Cie, ÉDITEURS

LIBRAIRES DE L'ACADÉMIE DE MÉDECINE

120, Boulevard Saint-Germain, 120

1897

SUR

LA LÈPRE

ROLE ÉTIOLOGIQUE

I. DE L'HÉRÉDITÉ — II. DE LA TRANSMISSIBILITÉ

(NOSOLOGIE GÉNÉRALE — PROPHYLAXIE)

PAR

ERNEST BESNIER

Membre de l'Académie de Médecine,
Médecin honoraire de l'Hôpital Saint-Louis.

CONFÉRENCE DE BERLIN POUR LA LÈPRE

Octobre 1897

PARIS

MASSON ET Cie, ÉDITEURS

LIBRAIRES DE L'ACADÉMIE DE MÉDECINE

120, Boulevard Saint-Germain, 120

—

1897

CONFÉRENCE DE BERLIN POUR LA LÈPRE

Octobre 1897

THÈME VI

ROLE ÉTIOLOGIQUE

I. DE L'HÉRÉDITÉ — II. DE LA TRANSMISSIBILITÉ

(NOSOLOGIE GÉNÉRALE — PROPHYLAXIE)

Par **ERNEST BESNIER** (Paris)

Maladie bactérienne exclusive à l'homme, la lèpre ne naît ni spontanément, ni sous l'action de causes banales quelles qu'elles soient; elle dérive — lésions et symptômes — de l'action toxigénétique du bacille de Hansen et de Neisser, soit au lieu même des lésions, soit dans les éléments nerveux qui en règlent la sensibilité et le trophisme.

Alternativement inerte et virulente, régulièrement, mais non toujours, extrêmement multipliée, la bactérie lépreuse subsiste, ou se reproduit, dans l'organisme de l'homme et non ailleurs; sa germination et son pouvoir toxinigène y sont réglés par un état biochimique non encore déterminé, mais exclusivement humain, tantôt favorable, tantôt inhibitoire, immunisant.

La lèpre vient du lépreux, non d'ailleurs, et là où il n'y a pas de lépreux on ne prend pas la lèpre; c'est avec les hommes que la lèpre se déplace, ce sont leurs mouvements qui règlent sa marche, et depuis les temps les plus reculés jusqu'à l'heure présente on en suit les étapes, et on en peut tracer sur le globe la carte authentique.

Immédiate ou médiate, du lépreux à l'homme sain, la transmission du bacille est univoque ; elle est toujours d'ordre contagieux ; mais comme elle peut se réaliser avant ou après la naissance, le thème se divise de lui-même en deux segments : lèpre acquise avant la naissance — hérédolèpre ; lèpre acquise après la naissance — lèpre acquise, lèpre commune, lèpre.

§ 1ER

I. HÉRÉDITÉ LÉPREUSE EN GÉNÉRAL. — II. LÈPRE HÉRÉDITAIRE EN PARTICULIER

I

Hérédité lépreuse en général, ou modes de l'action héréditaire des générateurs lépreux sur leurs produits.

I. Prédisposition constitutionnelle et immunisation. Athrepsie et atrophies. Dystrophies dégénératives. Parahérédoléproses. Atavisme paralépreux. — II. Transmission de la lèpre en nature. Hérédogénèse. Hérédocontagion.

L'action héréditaire des générateurs lépreux sur leurs produits n'est ni une, ni indivisible, ni constante ; elle est multiple, complexe, contingente ; elle comprend, au moins, deux termes : *a*) Création chez les produits d'états protoplasmiques, et biochimiques interférents, desquels dérivent la prédisposition, l'immunisation, les athrepsies, les atrophies et les dystrophies, les dégénérescences ; *b*) Transmission de la maladie en nature, ou hérédocontagion. Sur le premier terme, un très court aperçu suffira pour fixer les idées, et pour jeter les bases de la nomenclature hérédoléprologique.

I. Prédisposition constitutionnelle et immunisation. Athrepsies et atrophies. Dystrophies dégénératives. — Parahérédoléproses. Atavisme paralépreux. — Sous l'action de la toxigénèse lépreuse, par l'élément spermatique ou par l'ovule, les générateurs lépreux peuvent créer chez leurs produits un état protoplasmique constitutionnel qui les place en état de résistance affaiblie soit aux diverses contaminations en général, soit à quelques-unes en particulier; c'est la prédisposition héréditaire constitutionnelle, que présentent si active à l'égard de la tuberculose les produits des générateurs tuberculeux, chez lesquels elle s'accuse par des stigmates typiques. Chez les enfants issus de lépreux, rien de semblable, rien qui indique une prédisposition constitutionnelle particulière à la lèpre. Chacun, sans prédisposition d'aucune sorte, héréditaire ou autre, peut devenir lépreux ou tuberculeux; mais la prédisposition des enfants de lépreux à la lèpre, si elle existe, est certainement moins accentuée, moins particularisée, et, surtout, moins caractérisée que la prédisposition des enfants de tuberculeux à la tuberculose.

Plus positive et plus remarquable est la production toxinigénétique, chez les enfants issus de lépreux, d'un état biochimique leur conférant une immunité plus ou moins durable, manifestée par l'absence prolongée, et quelquefois définitive, de toute contamination bien qu'ils soient élevés dans la famille lépreuse, et placés, durant la première enfance, dans les conditions les plus favorables à cette contamination que l'on puisse imaginer. On objectera que la lèpre est rare dans cette première enfance chez les sujets de toute catégorie; mais les deux cas sont tout à fait distincts, les enfants de lépreux, dans la famille et dans la maison lépreuse, sont exposés à toutes les causes de contamination lépreuse; les autres, au contraire, élevés dans la famille non lépreuse, sont protégés, autant que possible, par le fait même des conditions d'existence propres à leur âge. Quant à l'opinion qui rapporte cette immunité infantile commune à la longue « incubation » de la lèpre, il faudrait, au préalable, pour l'appuyer, établir la durée réelle de cette « incubation », laquelle demeure à l'état de postulat.

C'est encore à la toxinigénèse lépreuse que se rapportent les atrophies et les athrepsies, lentes ou rapides, que l'on peut observer chez les produits des générateurs lépreux, ainsi que les dystrophies dégénératives indiquant l'existence d'un état protoplasmique constitutionnel pathogénétique. Ces diverses altérations sont à la lèpre ce que sont à la syphilis les nombreuses variétés de parahérédosyphiloses ; elles ne représentent en aucune manière la lèpre en nature ; et les sujets chez lesquels ont été inaugurées les tares dégénératives, sans avoir la lèpre en nature, peuvent transmettre à leurs produits ces tares, mais non la lèpre qu'ils n'ont pas.

Au premier rang des parahérédoléproses de première génération se placent les athrepsies et les atrophies fœtales telles que les a observées et décrites Zambaco-Pacha, et dont voici le tableau sommaire tel que l'a tracé notre éminent compatriote dans la magnifique épopée lépreuse qu'il a intitulée *les Lépreux ambulants de Constantinople* (in-4, Paris, Masson et Cie, 1897, p. 317) : «... *J'ai vu des enfants issus « de parents lépreux, surtout à la léproserie de Scutari près « de Constantinople — où le mari et la femme sont souvent « lépreux bien avant leur mariage — venir au monde petits, « mal développés, très maigres, ayant la peau violacée ou « d'un rouge foncé, en conservant une coloration qui tantôt « diminue, tantôt se ranime, et qui, à la fin, peut devenir « comme bistre. D'autres fois, les enfants des lépreux, nés « comme des vieillots, ne se développent pas, et succombent « à l'athrepsie sans présenter rien sur le corps, aucun indice « de la lèpre. Cette cachexie fœtale qui amène la mort dans « l'utérus, ou peu après la naissance, sans lésions spéciales « est, certes, due à la lèpre, et peut être désignée sous le nom « de paralépreuse ; car, de même que le professeur Fournier « a établi la classe des lésions parasyphilitiques, il y a lieu « aussi de grouper sous le nom de paralépreux un grand nombre d'états morbides relevant de la lèpre tout en s'écartant « de ses processus ordinaires.* »

Non seulement ces processus « s'écartent » de la lèpre, mais, une fois produits, ils en sont disjoints complètement et n'ont plus rien de la lèpre bacillaire, de la lèpre en nature, qu'ils ne peuvent jamais reproduire. Leur catégorisation définitive, l'étude complète des altérations qui existent chez les nouveau-nés dont il vient d'être question, leur observation absolue, en un mot, restent à établir; mais elles suffisent, telles qu'elles sont, pour remplir notre but actuel, c'est-à-dire donner un corps précis aux idées.

Chez les enfants de lépreux qui survivent, et qui deviennent, ou non, ultérieurement lépreux, il reste entièrement à décrire, par des observations nouvelles, prises dans la direction féconde où ont été étudiées les parahérédosyphiloses, quelles sont les lésions imputables à la parahérédolèpre; la série en sera moins grande et moins variée que celle des parahérédosyphiloses. Établies constitutionnellement dans le protoplasme, déterminées dans leur espèce soit par des localisations électives, soit par le type des toxinoses pathogénétiques, elles peuvent être transmises à plusieurs générations, surtout dans les groupes fermés — atavisme paralépreux. Si les altérations digitales des « Cagots » dérivent de la lèpre, elles en présentent la tare résiduaire, le reliquat héréditaire le plus reculé que l'on connaisse.

II. Transmission de la lèpre en nature. Hérédogénèse. Hérédocontagion. — Considérées dans leur genèse, l'hérédité de prédisposition, l'immunisation conceptionnelle, les tares atrophiques, athrepsiques, dégénératives, par un mode diversement matérialisé, dérivent des altérations toxinigénétiques existant chez les générateurs, ou réalisées chez les produits pendant la vie intra-utérine. L'ordre de ces phénomènes est actuellement connu et expérimentalement établi; il ne comporte rien qui ne soit plus ou moins concevable.

Il n'en est plus de même pour l'hérédité de la lèpre en nature, laquelle implique, des générateurs aux produits, la transmission préalable de l'agent pathogène figuré et vivant, soit aux cellules séminales ou à l'ovule, ou à l'organite primaire au moment de sa constitution, soit au fœtus après son organisation effectuée. La contamination primaire, si elle est réalisable, ne semble pas devoir être compatible avec la survie des cellules séminales, ou de l'ovule ou de l'organite premier. La contamination seconde est plus vraisemblable, et plus conforme à ce que l'observation des maladies bacillaires, et leur étude expérimentale, enseignent.

A cette contamination utéroplacentaire du fœtus, on a objecté, d'une part, que l'on n'avait pas encore démontré la présence du bacille de Hansen dans le placenta des hérodolépreux, et, d'autre part, que la mère de l'hérodolépreux pouvait être « saine » et rester telle ultérieurement, le père seul étant lépreux.

Sur le premier point, il y a lieu d'en appeler à des recherches nouvelles plus complètes, sur pièces totales recueillies par le bactériologiste lui-même dans les conditions de tout ordre nécessaires à une enquête inattaquable.

Sur le second point — mère « saine », père lépreux — on se rappellera l'immunisation plus ou moins durable des mères d'hérédosyphilitiques auxquelles s'applique le thème connu sous le nom de « loi de Colles ». (Voy. Ernest Besnier, Sur la Lèpre, nature, origine, transmissibilité, modes de propagation et de transmission. Travail lu à l'Académie de médecine dans la séance du 11 octobre 1887. *Bulletins de l'Académie de médecine de Paris*, 1887.) Ce thème s'adapte régulièrement aux mères « saines » — femmes de maris lépreux — lesquelles sont conceptionnellement immunisées. Et cette notion nouvelle ouvre le chapitre à écrire sur l'immunisation conceptionnelle en général, sur les auto-immunisations temporaires des maladies indélébiles paroxystiques — ou autovaccinations, analogues à l'autovaccination immunisante des maladies non récidivantes — etc., et les immunisations observées dans la lèpre en particulier, chez les enfants de lépreux, les mères « saines » femmes de maris lépreux, et les périodes inertes au cours de la lèpre. Indépendamment de l'extrême intérêt scientifique que présentent ces questions, on trouvera certainement dans leur étude les meilleures bases de la thérapeutique nouvelle de la lèpre.

Ainsi dégagée des obscurités du thème ancien, et spécifiée clairement dans ses modalités diverses, l'hérédité lépreuse apparaît non plus comme une chose incompréhensible — « mystère héréditaire » — mais comme un phénomène pathogénétique à termes variables, tous conformes au type normal de l'hérédogénèse bactérienne. Il n'y aura plus, à présent, dans le langage léprologique, à confondre, sous le terme univoque et banal d'« hérédité », des phénomènes aussi distincts que la prédisposition protoplasmïque constitutionnelle, l'immunisation vaccinatoire, les dystrophies toxigénétiques et les tares dégénératives transmissibles, d'une part, et, d'autre part, la transmission de la maladie en nature des générateurs aux produits — hérédité vraie de la lèpre — laquelle se réalise très rarement, et consiste en une transmission contagieuse — transmission d'un contage. Et, en fait, l'hérédité et la contagiosité de la lèpre, loin d'être opposables l'une à l'autre, se prouvent l'une par l'autre, et représentent des modes divers d'un seul et même phénomène.

II

Lèpre héréditaire.

I. Lèpre congénitale ou hérédolèpre congénitale ou précoce. — II. Lèpre héréditaire à échéance reculée, ajournée — hérédolèpre différée, tardive. — III. Lèpre ancestrale, atavique, ethnique.

La lèpre héréditaire est démontrable par les cas avérés — faits de Zambaco en particulier — de lèpre tégumentaire existant au moment de la naissance, et par ceux qui ont été constatés dans les premières semaines, ou dans les premiers mois qui la suivent.

Ces délais passés, et pendant les premières années de la vie, la lèpre devient plus rare encore, et quand elle se développe, rien ne peut plus établir que l'enfant de lépreux qui devient lépreux au pays lépreux, dans la famille lépreuse, est devenu lépreux par hérédité, et non autrement. La lèpre dont il est atteint ne diffère à aucun titre de la lèpre des autres, et il est absolument arbitraire de la déclarer héréditaire par la seule considération que les générateurs étaient lépreux. Soustraits à la contamination familiale, isolés ou transportés hors des pays lépreux, les enfants de lépreux ne deviennent pas plus lépreux que ne deviennent tuberculeux, après la première année, les enfants de tuberculeux qui sont séparés le plus tôt possible des générateurs tuberculeux, et dûment mis à l'abri des causes de contamination tuberculeuse. — Cf. Ed. Boinet, La Lèpre à Hanoï-Tonkin (*Revue de médecine*, Paris, 1890, pp. 616-617); — Lewis and Cunningham (Almora Orphanage) *in Report on Leprosy in India*, Calcutta, 1877, p. 67, et *Report of the Leprosy Commission in India*, 1893, p. 227; et, pour la Tuberculose : Hutinel, *Congrès pour la Tuberculose*, Paris, 1891, p. 344; — Stich, Die Erblichkeit und Heilbarkeit d. Tuberkulose (*Deutsches Arch. f. klin. Med.*, 1887, Bd 13, p. 219); — Bollinger, Ueber Entstehung und Heilbarkeit d. Tuberkulose (*Münchner med. Wochenschr.*, 1888, p. 503); — l'article Tuberculose de E.-C. Aviragnet, *Traité des Maladies de l'Enfance* de Grancher, etc., 1897.

A quelque point de vue que l'on se place, et dans quelque région que ce soit, dans le développement de la lèpre, l'hérédité n'est que la condition mineure; et ce que nos savants confrères d'Angleterre ont écrit pour l'Inde : « ... *that* « *leprosy in India cannot be considered an hereditary di-* « *sease; ... that the evidence which exists is hardly sufficient* « *to establish an inherited specific predisposition to the di-* « *sease...* » est la réalité, non seulement pour l'Inde, mais pour tous les pays sans exception. — Cf. *Report of the leprosy Commission in India*, 1893, p. 406; — Adolf v. Bergmann — Die Lepra (*Deutsche Chirurgie*, 10. B., Stuttgart, 1897); — Ed. Boinet, lieu cité, et Étude clinique de la Lèpre, basée sur quatre-vingts observations inédites (*Journal des maladies cutanées et syphilitiques*, décembre 1892).

Pour envisager clairement la question de la lèpre héréditaire, et pour supprimer toute ambiguïté à venir dans les mots ou dans les choses, il est nécessaire de distinguer trois termes : la lèpre congénitale ou précoce ; la lèpre héréditaire à échéance reculée — lèpre ajournée, lèpre tardive ; la lèpre rapportée aux ancêtres — lèpre ancestrale, atavique. Sur chacun de ces points de très courtes considérations préciseront les faits.

I. Lèpre héréditaire congénitale ou précoce. — Dans quelles proportions infiniment restreintes observe-t-on la lèpre congénitale ou précoce? Aucune statistique précise ne permet de le dire exactement. C'est d'une manière indirecte seulement que l'on peut en avoir une idée approximative, en dépouillant quelques documents empruntés à des pays tout à fait distincts. Ce n'est plus par groupes d'années, mais par années et, pour la première année, par jours, par semaines et par mois, sévèrement relevés, que les statistiques à venir devront compter.

Danielssen et Boeck, après avoir déclaré qu'il est rare de voir la lèpre apparaître avant la troisième et la cinquième année de vie, et sans ouvrir d'enquête sur l'état des nouveau-nés ou des enfants de lépreux, ajoutent seulement qu'ils sont « fondés à croire » que la lèpre peut attaquer le fœtus ; ils connaissent de jeunes enfants lépreux que les parents leur ont déclaré être venus au monde avec des taches, mais il ne rapportent pas un seul cas où ils aient vu, de leurs yeux, un fœtus ou un nouveau-né portant des stigmates lépreux. Et à propos de jeunes sujets atteints de lèpre anesthésique à l'âge de huit ans, ils ont « entendu dire » par leurs parents que, chez ces enfants, il s'était formé, çà et là, des bulles aux extrémités, dans les premiers mois de la vie. Et quarante ans après la publication du livre de Danielssen et Boeck, le très regretté Leloir, dans son séjour en Norvège, n'avait pu trouver ni un fœtus, ni un nouveau-né atteint de lèpre. Dans un aperçu sur la lèpre des provinces d'Alicante et de Valence, adressé au *British medical Journal*, en juillet 1887, W. M. Jelly écrivait qu'il avait, en vain, cherché un nouveau-né ou un enfant lépreux : « *I have never seen, or been able to find an exanthematous leprous baby, or child. The youngest that I have seen was a lad aged* 17... » Au IIe Congrès international de dermatologie, tenu à Vienne en 1892, notre savant collègue Zeferino Falcão, de Portugal, dans une importante communication sur la lèpre, ne relève, de 0 à 4 ans, que trois cas de lèpre sur 709 observations ; et les commissaires du *Rapport sur la lèpre dans l'Inde* (1893, lieu cité, pp. XVI et XVII), de 0 à 6 ans totalisent seulement 49 cas sur 2 371, etc.

La rareté de la lèpre congénitale et de la lèpre précoce, de la lèpre des premiers jours, des premières semaines ou des premiers mois, indique, par le fait, ce que l'embryogénie pathologique générale annonçait, c'est-à-dire la rareté de la contamination lépreuse des cellules séminales, de l'ovule, du fœtus. Et, d'autre part, les délais rapides dans lesquels s'affirme l'hérédolèpre positive apportent la preuve que l'hérédocontagion lépreuse reste dans les règles communes de l'hérédité contagieuse générale, tandis qu'il n'existe aucune raison positive d'admettre, pour l'hérédolèpre, pas plus que pour la lèpre acquise, une incubation — le mot étant pris dans son acception véritable que nous préciserons plus loin — tantôt brève, tantôt longue.

II. Lèpre héréditaire a échéance reculée, ajournée ; hérédolèpre reculée, tardive. — Les premiers mois écoulés — la première année si l'on veut — les enfants de lépreux de tout âge, à l'égal des adolescents, des adultes et des vieillards, rentrent, au point de vue de l'origine de la lèpre qui peut leur survenir, dans la règle commune, et ne diffèrent plus en rien, dans l'étiologie de la maladie, des sujets qui ne sont pas issus de lépreux. S'ils ont été exposés comme les autres — et ils le sont plus que les autres dans la famille lépreuse — les enfants de lépreux contractent la maladie de la même manière que les autres.

Pour établir que l'échéance de l'hérédolèpre peut, à l'égal de celle de la lèpre acquise, ne se produire que longtemps après le moment où a eu lieu la contamination conceptionnelle, il faudrait que l'on pût produire des exemples authentiques et assez réitérés pour être démonstratifs, d'enfants soustraits, aussitôt leur naissance, à tout contact avec la famille lépreuse, et élevés hors d'un pays lépreux. Or, parmi les faits proposés pour une démonstration de cet ordre, aucun ne réunit les conditions essentielles.

Prenons deux des exemples les plus récents dus, l'un à Zambaco-Pacha, l'autre à Zeferino Falcão, tous deux savants léprologues, dont nous estimons les travaux plus que tout autre, mais dont nous nous séparons sur ce point particulier :

Fait de Zambaco : « *La femme E..., née de parents lé-* « *preux, s'est mariée au village Acatou, où la lèpre existe, à un* « *homme sain, il y a de cela vingt-deux ans. Plus tard, elle* « *devint lépreuse, et elle eut un fils lépreux. Le mari renvoie* « *sa femme après avoir cohabité avec elle pendant plusieurs* « *années; elle se réfugie dans le Miskinhané — léproserie sous* « *la domination ottomane. Deux ans après, elle a des rela-* « *tions clandestines avec un habitant d'Arlandja, devient en-* « *ceinte, quitte la léproserie, et accouche, en ville, d'une fille* « *qu'elle abandonne aussitôt à la porte d'une église. L'enfant* « *est recueillie et adoptée par une famille aisée qui ne compte* « *aucun lépreux dans ses ramifications. Bien que la petite n'ait* « *jamais fréquenté de lépreux, à l'âge de dix ans elle com-* « *mence à présenter les premiers signes de la lèpre phymatode,* « *qui se développe rapidement, et oblige ses parents d'adoption* « *à la placer, à leur grand regret, à la léproserie, à l'âge de* « *quatorze ans. Le père de cette lépreuse vit, et demeure sain.* « *C'est après son admission à la léproserie que la fille, racon-* « *tant son histoire d'enfant trouvée et les détails concernant*

« *son abandon, a ému la femme E..., qui avoua, alors, être* « *sa mère, et l'avoir abandonnée pour cacher sa faute, et pour* « *la placer en dehors de tout contact dangereux! La famille* « *dans laquelle cette fille a été soignée sans aucune précau-* « *tion, il y a plus de cinq ans, était en relations continuelles* « *avec tous les habitants du village, personne ne devint lé-* « *preux.* » (*Voyages chez les lépreux*, in-8, 1891, Paris, G. Masson, éd., pp. 99, 100.)

Est-il vraiment nécessaire de faire remarquer que ce fait romanesque ne présente pas tous les caractères scientifiques nécessaires : — nul constat médical compétent avant la lèpre déclarée; — oubli de ce fait que l'île de Chypre est une île lépreuse, et que le village privilégié est bien singulièrement à l'abri des lépreux ambulants, là où une lépreuse de léproserie, répudiée par son mari, et par conséquent lépreuse patente, évolue avec assez d'aisance pour aller et venir, devenir mère du fait d'un habitant d'Arlandja, accoucher incognito dans le village, « abandonner aussitôt son enfant à la porte d'une église » (*Voyages chez les lépreux*, p. 99) ou « l'accrocher à la porte d'un richard de l'endroit » (*Les Lépreux ambulants de Constantinople*, p. 331) ? Peut-on oublier que, dans le village où ces faits se sont passés, la lèpre de l'enfant est restée assez longtemps méconnue — même des « *confrères* » qui — « *bien qu'exerçant sur une île où la lèpre est endémique, n'ont attaché aucune importance à l'éruption* » première (*les Lépreux ambulants*, p. 331), et que, à défaut même de lépreux résidents ou de lépreuses ambulantes, le seul fait d'appartenir à l'île de Chypre, peut avoir permis le concours de toutes les causes médiates de contagion propres aux pays lépreux, etc., etc.? et que rien ne démontre que « *la petite n'ait jamais fréquenté de lépreux* ».

Voici la seconde observation, due à notre savant collègue, le Dr ZEFERINO FALCAO, de Lisbonne (*Actes du IIe Congrès dermatologique tenu à Vienne en* 1892, p. 37) :

« *Un individu, fils de lépreux, a été élevé d'abord à Paris,* « *et ensuite en Allemagne, où il a fréquenté une école supé-*

« *rieure. De retour en Portugal, à l'âge de 32 ans, il était*
« *déjà lépreux. Il faut remarquer que son père est mort quand*
« *il avait 7 ans, et que sa mère, qui l'a accompagné, et vi-*
« *vait encore l'année dernière, ne souffre pas de la lèpre.* »

On entrevoit aisément que l'auteur déduit de ce fait la conclusion que la lèpre observée chez son malade est une lèpre héréditaire, développée en pays non lépreux, une trentaine d'années après la naissance — Père lépreux, mère indemne. Tout d'abord, il ne sera pas inutile d'ajouter les détails suivants, que je dois à l'extrême libéralité de notre éminent confrère de Lisbonne, et qui sont transcrits de son registre d'observations privées.

« X..., 32 *ans, célibataire, né à Lisbonne, résidant à*
« *Berlin.*

« *Il y a à peu près deux ans, des taches maculeuses se sont*
« *manifestées un peu partout, mais spécialement aux cuisses*
« *et aux fesses. Le médecin qui le soigna a fait le diagnostic*
« *de* herpes tonsurans maculosus. *Les taches devinrent plus*
« *rouges avec le traitement, mais passé quelques mois elles*
« *pâlirent. A ce temps-là, la peau a pris une coloration plus*
« *foncée, et quand le malade marchait il avait une sensation*
« *obscure du sol. Il a cru à une maladie nerveuse, et il a pris*
« *des douches.*

« *Les premiers tubercules se sont manifestés au lobule de*
« *l'oreille droite. A présent il y en a aux bras et aux jambes.*
« *Les régions supraciliaires et les oreilles sont envahies par des*
« *tubercules en nappe. Les poils sont à peu près conservés.*
« *Anesthésie en plaques.*

« *Il est fils d'un lépreux qui l'était avant sa naissance et*
« *qui est mort de la lèpre quand le malade était âgé de 7 ans.*
« *Quelques mois après la mort de son mari, sa mère, à cause*
« *d'affaires, est sortie de Portugal. Elle a demeuré avec lui à*
« *Paris pendant trois années et ensuite elle a fixé sa résidence*
« *aux environs de Berlin, d'où il vient à présent. Il n'était pas*
« *retourné en Portugal après la mort de son père.* »

Ainsi donc, un fils de père lépreux, mère indemne selon

la règle, vit à côté de son père lépreux jusqu'à l'âge de 7 ans — époque de la mort du père; — il quitte le pays et vit à Paris, ou en Allemagne, jusqu'à l'âge de 30 ans, époque à laquelle, étant à Berlin, ville non lépreuse, on voit, chez lui, se développer les premiers (?) phénomènes de la lèpre. Tout d'abord, cela paraît concluant; mais, à l'analyse, il est aisé de constater que rien ne démontre que l'enfant, qui a vécu sept années auprès de son père lépreux, n'a pas été contaminé par lui, et n'a pas conservé l'agent pathogène latent comme cela est commun dans la lèpre. La littérature léprologique contient toute une série de faits semblables, avec cette seule différence que le facteur hérédité y fait absolument défaut : Un individu de pays non lépreux habite plusieurs années un pays lépreux, il revient au pays d'origine « sain », et, après un nombre d'années plus ou moins considérable, est reconnu lépreux. Nous avons personnellement observé plusieurs cas de cet ordre à Paris, parmi les lépreux voyageurs que nous y avons vus en grand nombre, depuis un quart de siècle; l'un, entre autres, présentant toutes les garanties possibles de non-hérédité, chez un homme parti pour négoce en pays lépreux, où il a séjourné douze années, est revenu sain en 1872, et n'a été reconnu lépreux qu'en 1882.

Pour la démonstration de l'hérédolèpre tardive — à longue échéance — il faudrait, ainsi que je n'ai cessé de le demander, des observations d'enfants soustraits au pays lépreux et à la famille lépreuse dès la naissance immédiate, et placés ensuite, authentiquement, dans des conditions de protection assez précises pour qu'il en puisse être déduit une conclusion valable. — Voyez, plus haut, Ed. Boinet (mémoires cités).

III. Hérédolèpre collatérale, ancestrale, atavique, ethnique. — Une première fois émanées d'ascendants contaminés, les dystrophies, les dégénérescences, peuvent être ultérieurement transmises à la descendance par des générateurs non contaminés; l'observation médicale et l'embryologie comparée l'établissent également. Mais que le bacille pathogène séjourne inerte dans l'organisme d'une ou de plusieurs générations pour être transmis conceptionnellement, par des générateurs non contaminés eux-mêmes, à un produit chez lequel la maladie spécifique éclatera plus ou moins tard, voilà ce que l'embryologie comparée, ni l'observation médicale, n'établissent pas. C'est avec la plus absolue raison que les commissaires de l'enquête indienne (au lieu cité, 1893, p. 211) ont pu dire pour la lèpre : « *In the study of the inheritance of* « *embryological deformities atavism may be of great impor-* « *tance, but if the term is employed to denote the sudden* « *appearance of a constitutional disease after having skipped* « *one or several generations, it is inapplicable. Atavism can* « *have no place in the ætiologie of leprosy.* »

Cependant, plusieurs léprologistes, et non des moins éminents, proclament, sans hésiter, l'hérédité lépreuse atavique, et, au premier rang, notre savant compatriote Zambaco-Pacha, dont voici les paroles textuelles :

« *Nous avons vu la lèpre débuter chez des personnes de* « 55 *et de* 58 *ans, lorsque leurs parents immédiats étaient in-* « *demnes, et qu'ils n'avaient jamais été en rapport avec les* « *lépreux. Ces éléphantiasiques tardifs sont nés à Constanti-* « *nople ; mais leurs générateurs étaient originaires de localités* « *lépreuses que leurs enfants lépreux n'avaient jamais visitées.* « *N'est-ce pas là encore une preuve incontestable, flagrante* « *d'hérédité ancestrale ? Les ascendants de ces lépreux, ha-* « *bitant des localités lépreuses, ont dû compter parmi eux* « *quelques lépreux. Il est impossible d'expliquer autrement* « *l'apparition de la lèpre dans les pays où elle n'est pas endé-* « *mique, et uniquement chez des individus dont les parents* « *sont originaires de pays lépreux.* » (*Les Lépreux ambulants de Constantinople*, p. 316.)

Ces propositions sont des postulats purs : à aucun titre, on ne peut admettre que le pays ottoman, la banlieue et la ville de Constantinople ne constituent pas un pays lépreux. Et absolument rien ne peut établir que ces Constantinopolitains, qui deviennent lépreux après cinquante-cinq et cinquante-huit années de séjour — et que l'on suppose lépreux ataviques parce que leurs générateurs, non lépreux, sont originaires de pays à lèpre, et parce que « *leurs ascendants* ONT DU *compter parmi eux quelques lépreux* » — n'ont jamais eu de contact avec les lépreux de la ville, non plus qu'avec les hommes ou avec les choses du pays d'origine de leurs ascendants — pays lépreux — dans la ville où, plus que dans aucune autre au monde, les groupes individuels sont exclusifs, étroitement limités et unis par les conditions de nationalité, d'origine régionale, etc. Ces Constantinopolitains, au contraire, se trouvent placés dans des conditions favorables aux contacts médiats et immédiats sans sortir de la ville, où d'ailleurs circulent librement, et pénètrent partout — sans préjudice de ceux qui ne sont pas connus ou qui ignorent eux-mêmes leur maladie — plus de quatre cents lépreux qui y exercent tous les métiers, y compris celui de fabricant de cigarettes à la main, et où — comme partout où il y a beaucoup de lépreux — on peut être contaminé sans savoir quand, où, ni comment. Transportez à Berlin ou à Londres, à Paris ou à Vienne, ces mêmes descendants de sujets non lépreux originaires de pays lépreux, ils n'y deviendront pas lépreux. Faites le dénombrement des très nombreux sujets, issus de parents non lépreux, originaires de pays lépreux — de tous les pays à lèpre sans exception y compris ceux de l'empire ottoman — qui ont immigré dans ces villes, ou qui y sont nés, et qui y résident effectivement sans être allés aux pays lépreux, vous n'en trouverez aucun qui devienne lépreux, en dépit de l'atavisme lépreux légendaire. Et cela par cette raison qu'ils ne trouvent, dans ces villes, ni les conditions sociologiques particulières à Constantinople, ni une semblable profusion de lépreux ambulants, ayant une égale liberté d'immixtion universelle, ni autour d'elles la même profusion de foyers lépreux d'où peuvent provenir des sources diverses, médiates ou immédiates, de contamination lépreuse.

Comme les autres, les cas de l'ordre de ceux que nous visons sont des cas de lèpre acquise, dont l'origine réelle doit être recherchée scientifiquement avec l'acuité et avec la persévérance nécessaires, et, quelquefois, est impossible à retrouver, ainsi que cela arrive pour toutes les maladies les plus contagieuses sans exception, la variole ou la syphilis, la peste ou la tuberculose.

Voyons encore, pour épuiser la matière, l'obs. XXXVIII des *Lépreux ambulants :* elle est relative à une dame âgée de 65 ans, native du gouvernement de Kieff (Russie), née de parents non lépreux, et qui, plus de quarante ans après son arrivée à Constantinople, où elle était venue à l'âge de 16 ans, est atteinte de lèpre AYANT DÉBUTÉ PAR DES LÉSIONS DES FOSSES NASALES.

Après avoir donné la relation extrêmement remarquable du fait, avec le talent d'observation qui place si haut sa personnalité clinique, notre éminent collègue termine par les réflexions que voici :

« RÉFLEXIONS. — *Nous devons faire remarquer tout d'abord* « *que cette malade n'a pu contracter la lèpre à Constantinople* « *où l'affection n'est pas endémique, puisque, ainsi que nous* « *l'avons prouvé, elle ne sévit que sur une seule race, par hérédité ethnique, celle de nos Israélites d'Espagne, d'origine* « *hébraïque pure, car nos Israélites sont les descendants des* « *fugitifs de Jérusalem. Mme... n'a jamais été en relations avec* « *des lépreux dont elle nous affirme n'avoir jamais vu ni connu.* « *Mais elle est originaire de Finlande où la lèpre existe toujours. Il est donc logique de voir dans ce cas encore un* « *exemple d'hérédité ancestrale, d'atavisme pathologique, comme* « *nous en avons déjà observé des exemples chez des personnes* « *même nées à Constantinople, mais de parents originaires de* « *localités lépreuses.* » (*Les Lépreux ambulants*, p. 275.)

Toutes ces propositions sont passibles des mêmes remarques que les précédentes : on ne saurait, ainsi que nous l'avons déjà dit, admettre qu'une ville où il y a 400 lépreux ambulants, même spaniotes, et qui est entourée de foyers lépreux, soit réputée non lépreuse, et que la lèpre n'y soit pas dite endémique. Et, dans ces conditions, non moins que dans les conditions des autres Constantinopolitains nés, nous ne croyons pas possible de déclarer qu'après quarante années et plus de séjour, personne soit en mesure d'affirmer que la malade en question n'a jamais eu de rapports avec des lépreux qui circulent et pénètrent partout. Qui pourrait affirmer qu'il n'existe pas, ou qu'on ne trouvera pas, à Constantinople, d'autres faits de ce genre, comme il est si aisé de les concevoir pour une maladie comportant une aussi longue période latente, durant laquelle elle est non soupçonnée ou bien méconnue durant des années, comme cela était précisément arrivé pour la malade dont il s'agit?

Ailleurs, notre savant collègue s'étonne que nous fassions une différence entre Constantinople et Paris, au point de vue du degré de contagiosité effective de la lèpre :

« *Le Dr Besnier*, dit-il (*Les lépreux ambulants*, p. 184), « *admet la non-contagiosité de la lèpre pour Paris; mais il la* « *rejette pour Byzance. J'ignore le pourquoi de cette conces-* « *sion exclusivement en faveur de la Ville-Lumière.* »

Le voici : Nous avons vu quelques jeunes sujets devenir lépreux, à Paris, plusieurs mois après leur arrivée de pays lépreux; ils étaient issus de parents non lépreux, et avaient contracté la lèpre aux pays lépreux. Mais nous ne connaissons pas d'exemple — cela ne veut pas dire qu'il n'en existe pas — de transmissibilité de la lèpre effectuée à Paris, analogue à ceux qui ont été observés à Constantinople dans les cas rapportés par notre savant collègue à l'atavisme, et par nous à la contagion; cela, sans doute, en raison de la différence des conditions léprogènes qui existent dans cette capitale à un degré plus élevé qu'à Paris, et, aussi, à cause du voisinage et du nombre des foyers lépreux périphériques qui existent autour de Constantinople, et qui n'existent pas autour de Paris.

Et, d'autre part, parmi les très nombreux immigrants issus de parents non lépreux originaires de pays lépreux, que nous avons observés à Paris depuis plus d'un quart de siècle, nous n'avons jamais vu — ni nous ni aucun de nous — naître un cas de lèpre — d'où il résulte que l'atavisme lépreux qui s'exercerait largement à Constantinople, ne s'exerce jamais à

Paris. — Voilà très simplement la différence que nous avons signalée en faveur de notre ville.

Il serait oiseux de prolonger cette argumentation. L'impossibilité absolue de prouver l'hérédité de la lèpre en dehors des limites où elle s'impose, et que nous avons indiquées, est un fait d'évidence. Et les conclusions qui découlent directes de l'analyse logique du sujet ont été si exactement formulées par les commissaires de l'enquête sur la lèpre des Indes, publiée en 1893 (lieu cité, p. 258), que nous les insérons ici textuellement à la place de celles que nous pourrions formuler nous-même.

« *The Commissioners have thus come to the conclusion that*
« *there is no evidence that leprosy in India is transmitted*
« *through heredity from parent to child, their reasons being —*

(1) « *no authentic congenital case has ever been put on* « *record, nor was one seen in thy country;*

(2) « *true family histories of leprosy could be obtained* « *in only 5 or 6 per cent. of the cases ;*

(3) « *many instances occur of children being affected* « *while their parents remain perfectly healthy ;*

(4) « *the percentage of children, the result of leper* « *marriages, who become lepers is too small to* « *warrant the belief in the hereditary transmission* « *of the disease ;*

(5) « *the facts obtained from the Orphanage at the* « *Almora Asylum disprove the existence of a* « *specific hereditary predisposition ;*

(6) « *only 5 or 6 per cent. of the children born after* « *the manifestation of the disease in the parents* « *become subsequently affected ;*

(7) « *the histories of the brothers and sisters of leper* « *patients with a true or false hereditary taint* « *seem to show that little importance can be* « *attached to inheritance as an agent in the per-* « *petuation of the disease.*

« *For the same reasons it may be assumed that the specific* « *hereditary predisposition to leprosy is but slight and practi-* « *cally does not exist.*

« *Lastly, it has been shown that taking all the information* « *obtainable and even allowing the fullest influence to heredity,* « *there appears to be no risk of an increase to the leper popu-* « *lation of India, so far as the disease is dependent on here-* « *dity for its multiplication, and that marriages with, or* « *intermarriages between, lepers cannot be regarded in the* « *light of a danger to the community.* »

§ II

LÈPRE ACQUISE

I. Contagiosité et contagion lépreuses. — II. Conditions de la contamination lépreuse : Sources. Voies de projection et de réception du bacille lépreux. Conditions individuelles et conditions extrinsèques. — III. Période latente et phase d'incubation. — IV. Faits négatifs en général. — V. Objections relatives au résultat négatif des inoculations lépreuses faites sur les animaux et au résultat supposé négatif des inoculations faites sur l'homme. — VI. Objections relatives à la rareté des contaminations conjugales. — VII. Objections relatives à la rareté de la contamination lépreuse des médecins, des personnes qui soignent les lépreux à un titre quelconque. Objections relatives à la rareté ou à l'absence de la contamination dans les léproseries, dans les hôpitaux généraux qui reçoivent des lépreux sans les isoler ; dans les maisons de santé destinées aux lépreux, etc.

I. Contagiosité et contagion lépreuses. — Le danger du contact entre les lépreux et l'homme sain n'avait jamais été contesté aux pays lépreux avant le commencement de ce siècle, époque à laquelle l'abandon de la notion de spécificité des maladies, et la doctrine de la spontanéité morbide, mais surtout la contemplation des faits négatifs, ou semblant négatifs par insuffisance d'observation, vinrent ébranler la croyance à la contagiosité de la lèpre, et préparer les esprits à accepter les conclusions anticontagionnistes des auteurs scandinaves.

Mais, au moment même où cette conception nouvelle d'une lèpre non contagieuse, mais héréditaire, se propageait avec la rapidité propre aux grandes erreurs, on vit clairement, sous l'action du transport par les hommes, se produire, vers le milieu et dans la suite de ce siècle, une série de foyers lépreux nouveaux, ou énergiquement renouvelés, dont le développement numérique et chronologique ne pouvait être expliqué par l'hérédité.

En constatant la création de foyers lépreux dans des régions jusque-là indemnes, ou leur régénération après l'arrivée d'immigrants lépreux ; en voyant la lèpre croître ou décroître, selon qu'on abandonne ou qu'on reprend l'isolement ; en étudiant de plus près et en interprétant plus sévèrement les faits rapportés à l'hérédité ; après avoir, enfin, reconnu la nature bactérienne de la maladie, il était impossible de ne pas revenir à la notion traditionnelle de la transmissibilité de la lèpre par le lépreux, et c'est, aujourd'hui, aux pays scandinaves mêmes que l'on trouve les partisans les plus convaincus de la contagiosité de la lèpre, et les plus ardents !

Maladie exclusivement humaine, la lèpre est attachée au lépreux ; là où il vit, c'est le lépreux qui représente la condition primaire, et essentielle, du pays lépreux, du sol, du foyer lépreux. Dans tout pays paludéen, habité ou non, l'immigrant prend la malaria, jamais la lèpre là où il n'y a pas d'habitants, ou pas de lépreux. C'est avec les hommes que la maladie se déplace, ce sont leurs mouvements qui règlent sa marche : D'Asie en Égypte, et d'Égypte en Grèce, en Italie et dans le reste de l'Europe, d'Europe en Amérique, et d'Asie en Amérique, depuis les temps les plus reculés jusqu'à l'heure présente, on en suit les étapes, et on peut en tracer, sur le globe, la carte authentique.

Nul être humain n'est à l'abri de la lèpre ; nulle race, nulle caste, n'en sont exemptes ; aucun pays, aucune région n'y sont réfractaires, et à aucune époque elle n'a disparu complètement. Mais, fait capital, les conditions temporaires ou permanentes de l'individu, de la race, ou de la caste, du pays, de l'époque, de l'état social, de l'hygiène générale et particulière, interviennent, de la manière la plus considérable, dans les vicissitudes de la maladie, et les gouvernent.

Aussi longtemps que l'on ne saura pas immuniser l'organisme contre la germination de la bactérie lépreuse, ou multiplier, au point nécessaire, son pouvoir phagocytaire — comme on fait, par exemple, avec le mercure dans la syphilis — ce qu'il importera le plus de vulgariser c'est la notion droite de la transmissibilité de la lèpre; c'est elle qu'il faut expliquer, faire comprendre dans sa réalité aux individus et aux gouvernants; c'est elle qui forme la base essentielle de sa prophylaxie privée ou publique, sociale, régionale, ou individuelle.

Si l'on veut se représenter au point réel ce que peut être le mode contagieux de la lèpre, il ne faut pas songer à la contagion des maladies virulentes aiguës telles que la variole, dans laquelle les phénomènes sont bruyants et se succèdent avec rapidité, ni de la syphilis, qui a un accident primitif, une incubation relativement courte, et des signes secondaires à profusion. Il faut se reporter à la contagiosité occulte des maladies à longue portée, à période latente illimitée dans sa durée, et à évolution variable, telles que la tuberculose. Et encore, dans chacune de ces maladies, même les plus voisines, la contagiosité conserve toujours des caractères propres, souvent opposés ou, au moins, tout à fait distincts, liés directement aux conditions biochimiques des germinations bactériennes, et au mode exclusif, et toujours spécifique, des réactions toxiniennes produites dans les tissus.

Que l'on compare les lésions du lupus aux altérations de la lèpre, et l'on aura une idée de la différence extraordinaire qui sépare la toxine tuberculeuse de la toxine lépreuse! A ceux qui ont, de ces choses, une notion précise, il ne sera pas difficile de comprendre pourquoi la spécialité du mode contagieux de la lèpre lui donne une apparence paradoxale, alors qu'elle est simplement particularisée par des conditions dont l'explication positive, actuellement entrevue, se complétera avant peu.

Ce n'est pas tout. Quelques observateurs, même parmi les plus éminents, limitant par arbitraire leur champ d'examen et de jugement à la région où ils observent, oubliant ou méconnaissant le mode spécial de la contagiosité lépreuse qu'ils veulent toujours, à tort, assimiler au mode contagieux de maladies autres, rattachant, sans preuve et sans mesure, à l'hérédité illimitée des cas dont une enquête plus sévère établirait la nature transmise, et, frappés surtout par les cas très nombreux dans lesquels la transmission ne s'opère pas malgré le contact intime et prolongé avec le lépreux, nient purement et simplement la contagiosité de la maladie. En vain l'histoire de la lèpre établit-elle la transmissibilité épidémique ou individuelle; en vain voient-ils tous les jours les mêmes paradoxes de contagiosité se produire sous leurs yeux pour la tuberculose dont ils ne nient cependant pas la contagiosité, cela ne les empêche pas de particulariser la question à la lèpre, et de conclure, comme le ferait le laïque, sur la seule considération des faits négatifs.

A qui, encore une fois, vient-il l'idée de nier la contagion de la tuberculose parce qu'elle manque dans un très grand nombre de cas? Est-ce que nous ne manions pas tous les jours — au sens littéral du mot — la matière tuberculeuse sous toutes ses formes sans être contaminés? Est-ce que l'on ne voit pas incessamment, dans la tuberculose comme dans la lèpre, les contacts les plus sordides, les plus intimes, les plus prolongés se produire sans contamination des sains par les malades? Et sait-on toujours où et comment on prend la tuberculose? Au lieu de s'abîmer dans la méditation sur ces faits négatifs de la plus haute banalité, ne serait-il pas préférable de poursuivre ardemment la recherche des faits positifs, ceux-là utiles à connaître, et féconds à tous les titres?

En fait, à la manière de toutes les maladies transmissibles, la contagion lépreuse a un mode qui lui est propre, et qui la distingue ou la spécifie; elle peut s'exercer partout où se trouvent réunis un lépreux et un homme sain, et dans tous les cas où, par une voie quelconque, le bacille lépreux aura pris contact avec un homme sain. Mais elle ne s'exerce ni toujours, ni au même degré; elle est éventuelle et contingente, et il est vraiment extraordinaire que l'on soit obligé de le déclarer solennellement. Est-ce que la contagion de la rage et de la morve, de la tuberculose et de la peste, de la scarlatine et de la fièvre typhoïde, etc., etc., s'exerce partout et toujours d'une manière équivalente ou égale? et est-ce que toutes n'ont pas leurs affaissements et leurs paroxysmes, leurs inégalités et leurs défaillances?

D'une région à une autre, à des époques diverses, dans des groupes distincts, d'une famille à une autre, la variabilité de la contagiosité d'une même affection est extrême, non seulement pour la lèpre mais pour presque toutes les maladies. Et la réceptivité individuelle, familiale, pour certaines maladies faciles à observer telles que la fièvre typhoïde par exemple, ou la tuberculose n'est-elle pas connue dans ses extrêmes inégalités? « *Il y a, aux portes de Paris, un groupe d'habitants —* « *91 familles, 511 personnes — une tribu réfractaire à la tu-* « *berculose; la graine en est cependant semée autour d'elle,* « *germant sur le terrain ambiant, et respectant le sien... Depuis* « *quatorze ans, ces familles n'ont pas fourni un seul décès par* « *tuberculose.* » (Dubousquet-Laborderie et Léon Duchesne, Contribution à l'étude de la pathogénie et de la prophylaxie de la tuberculose, in *Gazette des Hôpitaux*, 1897, pp. 929 et 1002.)

Parmi nos missionnaires, nos religieuses hospitalières, nos négociants, etc., qui vont séjourner aux pays lépreux coloniaux, il nous en revient en France, en trop grand nombre, atteints de la lèpre. Et voilà qu'à Constantinople, Zambaco-Pacha, qui ne nie point ces faits, dont il a, lui-même, à Paris, constaté des exemples, déclare n'avoir jamais vu de Constantinopolitains ayant été en Crète, à l'île de Chypre, à Samos, à Chio, à Mételin, etc., en rapporter la lèpre? Où trouver une preuve plus palpable de la variabilité régionale du pouvoir léprogène, quelle que soit la nature qu'on lui assigne?

Envisagée dans le temps, et dans les différentes régions, à la manière de toutes les maladies populaires, la lèpre subit, dans sa virulence et dans sa multiplication, tantôt lentement, tantôt avec une rapidité relative, des affaissements ou des exacerbations extraordinaires; ou bien elle s'installe permanente, endémique. Quelquefois temporaires, les affaissements ont, d'autres fois, une durée et un degré tels que la maladie, devenue très rare, fruste, plus ou moins déformée et bénigne, cesse d'être reconnue, ne se manifestant plus que par des cas isolés, sporadiques, stériles, dont la genèse est souvent impossible à reconstituer. Ces affaissements, équivalents à une extinction, s'installent et persistent partout où ont été prises des mesures de protection et d'isolement, s'opposant aux infections en série dans la famille, la lignée ou la caste, en même temps que sont améliorées et généralisées les mesures d'hygiène publique et privée, et que le niveau moyen de la condition sociale se relève.

Dans les pays depuis longtemps constitués, à civilisation avancée ou complète, n'ayant plus ni castes ni races fermées, dans lesquels il y a une hygiène et une police médicales, les extinctions s'établissent régulièrement et avec rapidité. Le lépreux n'y forme plus que très exceptionnellement foyer, et foyer limité; la maladie y reste stérile, ne s'étend pas en dehors des contacts immédiats; la contagiosité s'y efface au point de devenir nulle ou exceptionnelle, et les mesures de simple police médicale suffiraient amplement à en arrêter l'expansion si, par impossible, celle-ci se manifestait.

Pour les foyers nouveaux, ou pour les exacerbations dans les foyers anciens, l'agent producteur est toujours un germe nouveau, d'importation étrangère le plus communément, de virulence exaltée, exactement comme pour la variole, la peste, etc., et, régulièrement, son action est proportionnelle aux conditions de réceptivité et de multiplication spéciales à la localité, à la région, aux individus qui l'ont reçu.

Ainsi se forment les épidémies de village, de pays, insulaires ou non, observées au cours de ce siècle, et dont les relations sont connues de chacun de nous. Ainsi se sont formées les grandes exacerbations des temps écoulés, par exemple celle qui s'est produite par toute la chrétienté au retour des croisés, au moment même où la lèpre s'éteignait dans l'Europe centrale; celles du siècle actuel, particulièrement celle des îles Sandwich, éclatant au moment où la lèpre y était devenue rare et presque inconnue; et, enfin, celles moins importantes, mais aussi manifestes, qui ont été aux mêmes époques relevées dans différents pays de l'Europe, où persiste une lèpre plus ou moins atténuée, sans parler des infections presque latentes de voisinage, semblables à celle de Mémel. — Cf. Ernest Besnier, La Lèpre est-elle contagieuse? etc. (*Gazette hebd. de Méd. et de Chir.*, Paris, 1880, p. 114); — L. Brocq, La Lèpre doit-elle être considérée comme une affection contagieuse? (*Annales de Dermat. et de Syph.*, 2e série, t. VI, 1885, pp. 650-666, 721-730); — Ernest Besnier, *Sur la lèpre*, nature, origines, transmissibilité, modes de propagation et de transmission, travail lu à l'*Académie de Médecine* dans la séance du 11 octobre 1887; — Grall, Contribution à l'étude de la contagiosité de la lèpre, apparition de cette maladie en Nouvelle-Calédonie (*Archives générales de médecine navale*, 1894, t. LXII), anal. p. Eichmüller (*Thèse citée*, Paris, 1896); — Ed. Boinet (Travaux cités); etc., etc.

La permanence, enfin, l'état endémique prolongé, existent dans les pays, les localités, les races ou les castes, dans lesquelles persistent, plus ou moins, diverses défectuosités, là où règne, dans des habitations insalubres, la promiscuité sordide et misérable, le contact humain trop étroit entre les individus sains et ceux qui sont malades.

En Norvège, par exemple, ce qui a perpétué la lèpre, c'est le fatalisme des paysans, leur promiscuité extraordinaire, à la faveur de laquelle, on le comprend aisément, une maladie, même si elle est de contagiosité faible, peut prendre une extension considérable. On n'a pas oublié quel ensemble de mesures énergiques il a fallu prendre pour détruire, chez eux, la gale acarienne qui y prenait les étranges et extraordinaires proportions que l'on sait. Ce sont les mêmes conditions de promiscuité misérable que l'on retrouve partout où existent les foyers permanents, aux Indes, en Chine, au Japon, etc. où beaucoup d'auteurs, en particulier le regretté Leloir, ont montré, jusqu'à la surabondance, la manière dont se forment les foyers lépreux dans tous les points où l'hygiène fait absolument défaut.

Ce sont toujours les mêmes conditions, si bien précisées par Ed. Boinet (travaux cités) pour les « paillottes » du Delta du Tonkin, et pour ses léproseries, correspondant aux *Leper-Villages* de la Chine méridionale. Ce sont les mêmes, que notre savant et très cher Secrétaire Général, Edv. Ehlers, et son élève le Dr Eichmüller (Ed. Ehlers, Bidrag t. Bedömm. a. d. Sped. Sygdoms Aarsagsforhold, *in Hospitals Tidende*, 1894, n° 42, *Semaine médicale*, Paris 1894, p. 525; et Ætiolog. Stud. ü. Lepra besond. in Island, *Dermat. Zeitschr.*, 1896, t. III, p. 276, anal. p. A. Doyon, *in Ann. de Dermat. et de Syph.*, n° 6, 1897, p. 681; et G. Eichmüller, Notes sur la Lèpre en Islande, Rech. sur l'étiologie, *Thèse de Paris* 1896), ont décrites d'une manière si pittoresque pour les huttes de terre dans lesquelles vivent, encore aujourd'hui, dans la plus étroite et la plus lamentable promiscuité, les lépreux islandais.

Partout où des conditions analogues se produisent, les faits analogues se reproduisent, et on les constatera partout, quand, au lieu de s'abîmer dans la contemplation des faits négatifs, ou dans l'illusion des séries héréditaires, on recherchera la transmissibilité directe en poursuivant l'enquête à fond, avec patience et ténacité, et en toute indépendance d'esprit, comme le faisait déjà en 1886, Kaurin, de Molde, jusque-là hésitant sur la contagiosité de la lèpre. Dès cette époque, il écrivait (*Fidskrift f. prakt. Med.*, n° 23, 1er décembre 1886, Trad. franç., p. A. Doyon, *in Ann. de Dermat. et de Syph.*, 2e série, t. VII, n° 2, p. 92, 1896) : « Plus je m'occupe de la « lèpre, plus je l'observe, plus aussi il m'apparaît évident « que la maladie est transmissible d'un individu à un autre. » Et il rapporte le fait d'un enfant dont les parents et les grands-parents étaient exempts de la lèpre, et qui avait quatre frères ou sœurs. Seul de ces enfants le jeune sujet était le favori d'un lépreux, frère du grand-père de l'enfant, et seul des frères et sœurs il couchait fréquemment dans son lit. Seul il a été atteint de la lèpre, dont les premières marques ont paru sur la hanche. Y a-t-il vraiment à hésiter entre l'hérédité latérale qui serait attribuée à un aïeul, supposé de troisième génération, et la promiscuité d'un jeune enfant qui partage le lit d'un misérable lépreux couvert d'ulcères, lit formé de foin à moitié pourri, et ayant pour toute couverture des taies d'oreiller sordides et de vieux jupons, ou autres haillons, ne servant pas dans la journée?

N'est-ce pas exactement de même, aux pays non lépreux dans les rares circonstances où se produisent les mêmes contacts prolongés, d'un sujet sain avec un lépreux, comme dans le cas de Hawtrey Benson, qu'il faut rapporter à cause de sa précision, bien qu'il soit banal à force d'être cité :

En 1872, le Dr HAWTREY BENSON montra à la Société de médecine de Dublin un Irlandais lépreux ayant contracté la maladie aux Indes, où il avait séjourné vingt-deux ans. Pendant un an et demi, le frère de cet homme, qui n'avait quitté l'Irlande que pour un voyage en Angleterre quarante-six ans auparavant, coucha dans le même lit et porta ses vêtements; il devint lépreux et fut présenté à la même société de médecine. Il n'y avait pas de lépreux dans la famille.

En résumé, dans toutes les maladies transmissibles, la contagion est un phénomène univoque dans son premier élément — la prise de contact entre l'agent pathogène spécifique vivant, émané du malade, avec l'organisme du sujet sain; mais, tout ce qui est postérieur à cette prise de contact se particularise typiquement; et chaque maladie transmissible a son mode contagieux propre. C'est la méconnaissance de cette notion élémentaire d'épidémiologie, et de nosologie générale de la contagiosité, qui a fait mettre en doute la contagiosité de la lèpre, parce que son mode particulier est, comme celui de la tuberculose si longtemps méconnu, éventuel et contingent, et parce que le temps plus ou moins long et variable qui peut s'écouler entre la contamination et la maladie constituée, ou reconnue, déplace le point et désoriente les observateurs. Il faut se résoudre à accorder à la lèpre son type particulier, se résigner à l'envisager tel qu'il est, non pas seulement d'après un cercle d'observation limité, mais d'après l'observation universelle; enfin, pour l'interprétation des faits qui lui sont propres, renoncer à se servir du thème antique de la contagiosité uniforme, univoque et banale.

II. Conditions de la contamination lépreuse. Sources. Voies de projection et de réception du bacille lépreux. Conditions extrinsèques. — Les conditions de la contamination lépreuse sont multiples et, par cela même, souvent difficiles à réaliser en ensemble opportun : elles comprennent d'abord, médiate ou immédiate, c'est-à-dire directement par le lépreux, ou indirectement par tout ce qui a pu être souillé par lui, la prise de contact du bacille de Hansen avec l'homme sain, dans un état morphologique peut-être variable, et communément dans des conditions de virulence actuelle assez atténuée pour ne pas déterminer régulièrement d'altération locale appréciable ou appréciée, ou pour demeurer inerte au point d'attaque, ou ailleurs, pendant un temps illimité. En second lieu se place la pénétration de l'agent pathogène en tissu opportun, pénétration facile sur les surfaces muqueuses, possible sur la peau par tous les orifices sébacés, pilaires, sudoripares, et à la faveur des traumas de toute espèce les plus inaperçus, et de tous les états pathologiques qui ouvrent le réseau.

Pour source essentielle, la transmission lépreuse a le contact avec le lépreux renouvelé ou prolongé, avec ses excrétions pathologiques, avec tout ce qu'elles ont pu souiller, le sol, les vêtements, la literie, les linges de corps et de pansement, le mobilier, l'habitation, ses murailles et ses poussières.

Les voies de production bacillaire, de projection ou de réception principales du bacille de Hansen sont les surfaces muqueuses — au premier rang les cavités narinaires et nasales — les surfaces oculo-conjonctivales, la cavité buccale et le pharyngo-larynx, l'appareil génital, la surface cutanée, peut-être les voies digestives.

Que l'on fasse, à nouveau, scientifiquement et à l'aide

des méthodes essentielles de la bactérioclinique, l'examen de toutes les régions que nous venons d'indiquer chez tous les suspects de contact lépreux, et il ne faudra pas plus d'une année pour refondre entièrement l'histoire de l'évolution lépreuse. Voyez, par exemple, le très remarquable travail publié il y a peu de mois (*Bulletins de la Société médicale des Hôpitaux de Paris*, séance du 23 juillet 1897, pp. 1048 à 1057) dans lequel nos savants compatriotes E. JEANSELME et LAURENS ont donné les détails les plus circonstanciés, et les plus utiles, sur les localisations de la lèpre dans les cavités nasales, la gorge et le larynx.

Ils ont montré la précocité de la rhinite lépreuse, avec enchifrènement, croûtes et épistaxis, aussi inappréciée des médecins que des patients, et permettant de préjuger que, souvent au moins, le chancre lépreux — c'est-à-dire la première manifestation de l'infection lépreuse — existe dissimulé dans les anfractuosités des fosses nasales, où il faudra, de règle absolue, à présent aller à sa recherche. Même quand la lèpre a débuté ailleurs, ou autrement, on voit régulièrement reparaître le coryza lépreux, avec ou sans tubercules lépreux de la muqueuse nasale; de même que l'examen rhinoscopique y peut encore faire découvrir des tubercules latents, alors même que les léprides cutanées ont terminé leur cycle.

Sur dix lépreux examinés au point de vue des lésions nasales internes, E. JEANSELME et LAURENS ont réussi à déceler le bacille de Hansen, dès le premier examen, six fois; — un de ces lépreux était atteint d'une forme maculo-anesthésique. Les bacilles trouvés dans le muco-pus de la rhinite lépreuse, ou dans le sang des épistaxis, sont intra- ou extra-cellulaires, et agglutinés en grand nombre, circonstance qui permet extemporanément, et sans confusion possible, de les distinguer du bacille de Koch. Faut-il ajouter que la toxine lépreuse, dans les fosses nasales comme ailleurs, manifeste sa présence par l'anesthésie, avec ou sans lésion appréciable de la muqueuse?

Au point de vue de la réceptivité et de la contagiosité de

la lèpre, la notion la plus importante qui découle des recherches de E. Jeanselme et Laurens, « *c'est que le mucus nasal des* « *lépreux est d'une très grande virulence, et que, sans aller* « *au delà des inductions permises, on peut affirmer que la* « *rhinite est une des sources les plus efficaces de la propaga-* « *tion de la lèpre. La contamination s'effectue d'autant plus* « *aisément que le lépreux déverse déjà au dehors un grand* « *nombre de bacilles, alors qu'il ne soupçonne pas la nature de* « *sa maladie, et que les personnes de son entourage ne songent* « *pas à se prémunir contre la contagion.* »

On en peut dire de même des lésions, en apparence banales, mais en réalité lépromateuses, qui existent chez les lépreux, dans la cavité buccopharyngienne, sur l'épiglotte, ou de lésions diverses plus ou moins longtemps indolentes, mais donnant lieu à une projection continue de bacilles-contages, qu'elles soient la première localisation de la maladie, ou qu'elles fassent partie intégrante de son complexus défini.

De rigueur donc, toute observation nouvelle de lèpre ou de lépreux à toutes les périodes, toute enquête nouvelle sur l'atmosphère lépreuse, c'est-à-dire sur les sujets qui vivent en pays lépreux, en foyer lépreux, autour des lépreux, doit comprendre, sans préjudice de tous les autres, mais au premier rang, l'examen bactérioclinique rigoureux et authentique des cavités nasales, buccopharyngée, laryngée. La richesse des résultats obtenus sera un ample dédommagement au labeur nouveau qui est demandé; mais nous ne cesssérons de le redire à satiété, il ne s'agit plus, à présent, de renseignements plus ou moins vagues à recueillir sur place, ou péripatétiquement, mais d'une enquête rigoureuse, établie avec toutes les garanties d'authenticité et de compétence.

Ce que nous venons de dire pour les surfaces narinaire et buccopharyngée s'applique à la totalité des surfaces du corps, aux excréta normaux ou pathologiques des sujets lépreux ou suspects; il nous suffit d'en donner ici l'indication générale et sommaire pour préciser les termes dans lesquels nous posons la question.

En troisième lieu, viennent se ranger les conditions de ce que l'on appelait autrefois le « consentement de l'organisme », matérialisées par l'état protoplasmique constitutionnel, héréditaire ou non, l'état biochimique actuel, le pouvoir phagocytique variable avec l'état général, l'âge du sujet, et toute une série de conditions accidentelles ou propres. Enfin, des conditions multiples de région, de climat, de race et de caste, d'alimentation, de niveau vital, d'état social, d'hygiène publique et privée, ont une importance considérable dans la réception du contage et dans son évolution ultérieure, et au point de vue des indications de la prophylaxie publique et privée de la lèpre.

Avant la découverte de Hansen, l'idée de considérer la lèpre comme provenant des choses extérieures était très naturelle, en tenant compte surtout de ce que, dans tous les temps, la maladie s'est développée de préférence chez les sujets ou chez les peuples soumis à des conditions matérielles défectueuses. Aussi n'est-il pas un des éléments de la matière de l'hygiène, et particulièrement de ceux qui ont trait à la bromatologie, qui n'ait été successivement incriminé; mais, après des accusations sans nombre, force a été de réhabiliter successivement chacun d'eux, ou de n'y voir que de simples adjuvants pathogéniques. On n'a pas pu, en effet, méconnaître que des groupes nombreux ou considérables de lépreux n'avaient jamais été soumis à aucune de ces conditions supposées capables d'engendrer la lèpre, tandis que des populations entières, qui y étaient en proie, n'avaient jamais eu la lèpre. C'est là une chose jugée.

Mais, après la découverte de Hansen, la question change de face : On a pu se demander si le bacille de la lèpre n'avait pas une origine extra-humaine, et si, tout en pouvant, ou non, contracter la lèpre du lépreux, on ne découvrirait pas le bacille primitif dans les aliments, les eaux, le sol, sur les insectes hominicoles, etc. Il ne s'agit plus de savoir si les individus qui deviennent lépreux ont bu de l'eau croupie, s'ils mangent des poissons gâtés ou salés, des viandes impures ou altérées, s'ils consomment des céréales ou d'autres végétaux avariés, mais bien si cette eau, ces aliments divers, voire l'atmosphère et le sol lépreux, contiennent normalement le bacille spécifique.

Presque constamment et partout, ces recherches sont restées négatives, et si l'on a trouvé dans le sol quelques échantillons bacillifères, cela a été seulement dans le chemin des lépreux. Comme il y a dix ans, toutefois, nous demandons que les recherches à cet égard soient étendues et appliquées aux objets divers à l'usage des lépreux et maniés par eux, car, même en admettant que le bacille ne vive et ne se multiplie, comme nous le professons, que sur le terrain humain vivant, il pourrait être véhiculé par les objets à usage commun, les vêtements, le linge de corps, de literie, etc., les parasites animés, etc.

En l'état il ne s'agit pas, qu'on veuille bien le remarquer, de contester que les poissons en général, le poisson gâté, ou les salaisons excessives ou mauvaises les plus diverses, n'entrent pas pour une part aussi importante que l'on voudra dans la série des conditions adjuvantes de la germination lépreuse dans les tissus des individus qui les consomment. Il s'agit de constater simplement que, morts ou vivants, salés comme on le voudra, ces poissons ne contiennent pas le bacille lépreux et que, par conséquent, ils ne peuvent pas, dans notre manière d'envisager la genèse et la propagation de la lèpre, être considérés comme des éléments étiologiques absolus. Quant aux insectes hominivores qui pourraient, dans quelques circonstances spéciales, colporter et insérer dans les tissus humains le bacille lépreux, comme cela arrive pour d'autres éléments de même ordre, le fait recherché n'a pas pu être constaté, et l'eût-il été, qu'il ne serait encore qu'éventuel, non général, et tout à fait accessoire.

En résumé, tout lépreux qui présente une lésion lépreuse tégumentaire ouverte, et en activité virulente, un champ de culture bactérienne sur une muqueuse en état catarrhal, une effraction pathologique quelconque ou une plaie cruentée, représente un foyer de contagion ; et tout individu sain qui prendra contact renouvelé et surtout prolongé avec le lépreux latent ou dénoncé, peut être contaminé par l'une ou par l'autre de ces sources. Il peut encore être contaminé médiatement par les excrétions pathologiques du lépreux et tout ce qu'elles ont pu souiller, le sol, les vêtements, les objets divers à usage, les linges de corps, de literie, de pansements, le mobilier, l'habitation, ses murailles, et peut-être ses poussières, sans que l'on puisse encore savoir si le bacille de Hansen y peut subsister vivant à la manière du bacille de Koch.

Les voies majeures de réception sont les surfaces muqueuses de rapport et, au premier rang, les surfaces muqueuses des cavités nasales, les orifices folliculaires de tout ordre du tégument externe, et tous les points où existe une solution de continuité, appréciée ou non, sans qu'il y ait régulièrement de lésion lépreuse initiale au point de contamination.

Les conditions d'évolution ultérieure, incomplètement connues, sont nombreuses ; pénétration en lieu opportun de la bactérie vivante, état protoplasmique et biochimique immunisant, ou favorable, degré d'activité du microphagocyte ou des mégalophagocytes, etc., représentant les éléments matérialisés de ce que l'on appelait autrefois le consentement de l'organisme et de ce qu'on appelle encore la prédisposition.

Enfin, des conditions diverses de région, de climat, de race et de caste, d'alimentation, d'état social, d'hygiène publique et privée, ont une importance de la plus grande valeur à préciser au point de vue des indications de la prophylaxie publique ou privée.

III. Période latente et phase d'incubation. — La durée du temps pendant lequel la bactérie lépreuse incluse peut rester inerte dans l'organisme avant d'y trouver soit l'habitat, soit les conditions biochimiques nécessaires à sa mise en fonction, varie dans les plus extrêmes limites, et peut être fort longue. Cette période d'inactivité du germe lépreux constitue un hivernage, une phase de latence, analogue à celle des graines qui conservent plus ou moins longtemps, — pendant des années, — la vie torpide, jusqu'au moment où les conditions chimiques nécessaires à la mise en acte de leur pouvoir germinatif, — oxygène, lumière, hydratation, — se réalisent; mais elle est confondue à tort avec l'incubation proprement dite, et cette confusion n'a jamais cessé d'obscurcir les bases essentielles de la notion droite de l'évolution lépreuse. L'incubation proprement dite, vraie, comprend le temps qui s'écoule entre le moment où la bactérie lépreuse, arrivée en lieu opportun, trouve l'élément biochimique nécessaire à sa multiplication et sa mise en état de virulence, et le moment où apparaît la manifestation lépreuse première. Sa durée peut varier selon le lieu anatomotopographique de réception et d'arrêt, et les conditions vitales des tissus envahis, mais elle ne dépasse pas nécessairement une moyenne de quelques mois. La constatation de la lèpre infantile des premiers jours, des premières semaines, ou des premiers mois de la vie, ainsi que les cas de lèpre suivant à brève échéance l'arrivée au pays lépreux, ou le fait d'un traumatisme contaminant, mettent à néant la légende d'une incubation sans limites.

Une autre cause d'exagération dans la durée du temps accordé soit à la période latente, soit à l'incubation, réunies dans un terme unique, réside dans le peu de sévérité avec lequel on relève l'époque initiale de la maladie réalisée. Avant l'époque marquée ordinairement pour le début, il peut y avoir une période ignorée très longue, dans laquelle a évolué quelque conjonctivite ou quelque rhinite, une pharyngo-épiglottite, etc., etc., localisations qui ont été communément considérées comme banales, oubliées ou non notées par le patient aussi bien que par le médecin. Dans toute observation à venir, cette anamnèse devra être poursuivie avec la rigueur nécessaire. Les premières recherches nouvelles à instituer autour des lépreux, dans les maisons, les familles, les agglomérations lépreuses de tout ordre, doivent viser tous les sujets même les plus indemnes en apparence, pour rechercher s'ils ne présentent pas le bacille de Hansen, commensal des cavités muqueuses, ou déjà en conflit avec leur revêtement; si le mucus nasal, le sang des épistaxis, etc., n'en sont pas chargés; si, enfin, il n'y a en aucun point du corps de lésion infectieuse réalisée, anesthésie, dyschromie, érythématose, etc., lésions dont plusieurs — dans leurs formes directes — comportent la présence préalable, ou actuelle, du bacille de Hansen.

Quand ces recherches auront été poursuivies, on arrivera promptement à reporter bien en deçà de ce qui a été dit les premiers débuts vrais de la maladie lépreuse, et à reconnaître que la lèpre peut évoluer, et évolue souvent, dans des délais infiniment plus courts que les délais traditionnels. Mais, jusqu'à présent, aucune donnée certaine ne permet de fixer, pour l'incubation véritable, une durée plus considérable que celle de quelques mois, démontrée positivement par les cas de lèpre développés peu après l'arrivée au pays lépreux, et par les cas, si rares qu'ils soient, de lèpre congénitale, ou de lèpre infantile précoce, c'est-à-dire dénoncée avant la fin de la première année de la vie. Rien ne permet de fixer la durée de l'incubation à une moyenne de trois à cinq années, comme le propose en dernier lieu V. Bergmann (lieu cité) d'après le fait de la rareté de la lèpre chez l'enfant avant la période de trois à cinq ans; et rien ne prouve que si la lèpre ne se voit pas plus tôt chez l'enfant, c'est à cause de la durée nécessaire d'une incubation multi-annuelle, et non en raison des conditions nutritives propres des tissus pendant les premières années de la vie, sinon par quelques autres des causes d'immunité temporaires que nous avons indiquées.

Dans le même ordre d'idées, on ne peut accepter que les sujets émigrés des pays lépreux depuis des dizaines d'années, qui deviennent lépreux en pays non lépreux, ont présenté une incubation réelle de semblable longueur; ce délai ne peut avoir son origine que dans une durée illimitée de la conservation du bacille à l'état inerte dans un point neutre de l'organisme, sinon dans les choses extérieures. Combien de temps un bacille de Hansen peut-il subsister, inerte, dans ces conditions? Nul ne le sait.

Si l'on veut, par la suite, apporter quelque lumière dans cette série obscure, il sera nécessaire, en même temps que sera faite l'enquête technique, d'apporter dans les mots la précision que l'on mettra dans les choses, et de ne pas désigner par le terme unique et univoque d'incubation à la fois la période d'inertie, d'hivernage d'une bactérie, et sa période de floraison, de germination, d'activité virulente, et d'action infectieuse.

Cette période de silence, qu'on désigne généralement sous le nom d'*incubation*, correspond non pas à une germination ralentie de l'agent pathogène, comme on semble le croire, mais à un sommeil réel du germe. L'incubation véritable ne commence que quand l'élément séminal a trouvé le terrain et les conditions physiques et chimiques de culture qui lui sont nécessaires, elle évolue dans une mesure de temps sensiblement égale; les exceptions ne sont qu'apparentes, et les variations portent seulement sur la durée de la période latente. Ce que je dis s'applique à toutes les maladies à incubation dite variable et incertaine, telles que la rage, la fièvre typhoïde, la lèpre, etc., dont le germe introduit peut être détruit dans l'organisme, ne jamais éclore, ou y subir un stage plus ou moins prolongé, véritable microbisme latent selon les termes de Verneuil, et n'entrer en germination qu'au bout d'un temps qui, pour la rage, peut aller jusqu'à une année et peut-être même davantage. Quand une graine, quelle qu'elle soit, a été semée dans un terrain apte à sa germination, elle germe dans un espace de temps déterminé : la variole, la syphilis, la vaccine, etc., etc., sont des exemples de l'application de ce principe. La lèpre, maladie bactérienne par excellence, ne saurait faire exception à cette règle; ce qui lui est particulier, c'est la difficulté manifeste que rencontre le germe à trouver son terrain de culture, et la propriété qu'il possède d'hiverner indéfiniment.

Mais, si cette période latente varie dans des proportions

illimitées, il n'en saurait être de même de l'incubation proprement dite, véritable, laquelle peut subir quelques variantes, apparentes ou réelles, d'après la région d'inclusion de l'agent pathogène virulent, et d'après la série entière des conditions individuelles, ou extrinsèques, de tout ordre, mais ne peut aberrer dans la mesure où on l'admet généralement. Tout cela est à refaire à nouveau, dans les conditions de précision que nous avons esquissées tout à l'heure à l'occasion des localisations lépreuses précoces méconnues, ou ignorées.

IV. Faits négatifs en général. — Qu'elles soient lentes comme la lèpre, ou rapides comme la peste ou la variole, les maladies populaires sont, toutes, alternativement stériles et fécondes, soit dans un même lieu, soit en des régions diverses. Pour celles qui sont aiguës, foudroyantes dans leurs paroxysmes, la reconstitution de la série contaminatoire est le plus souvent exécutable, aussi bien au général qu'au particulier, les importateurs ou les contaminateurs étant, d'ordinaire, vivants ou présents au moment où la maladie transmise éclate, ou est constatée.

Mais, pour les cas particuliers de lèpre, ou pour les épidémies lépreuses qui gravitent silencieusement, et d'une manière obscure, en des délais qui se comptent par années, la recherche de la source de contamination, non moins que la reconstitution généalogique d'une épidémie, représentent un problème bien autrement complexe; et pour en reconnaître et pour en juger les éléments, il faut, — n'est-il pas vraiment superflu de le faire remarquer? — changer le point toutes les fois où cela est nécessaire, et le régler.

Faut-il, enfin, rappeler encore une fois que, dans les diverses maladies transmissibles, loin d'être unique et univoque, le mode contagieux varie, au contraire, dans les limites les plus étendues, lesquelles dépassent, de fort loin, le cercle étroit du type classique de la maladie clairement et inévitablement contagieuse, comme la syphilis ou la variole. Il y a toute une série de maladies très diverses, la fièvre typhoïde, la tuberculose, l'érysipèle, etc., dont la contagiosité, aujourd'hui certaine, est restée longtemps ignorée ou contestée, et l'est encore souvent, par cela seulement qu'elle ne rentre pas dans le schème rudimentaire de la contagion classique. En réalité, la lèpre, comme la tuberculose, est, ou n'est pas contagieuse selon certaines conditions dont quelques-unes, non toutes, sont connues; dans les deux maladies la contagiosité est parfois déplorablement active, tandis que d'autres fois elle reste énigmatique, douteuse, ou nulle. Cela n'empêche pas de reconnaître que la tuberculose est, ou peut être contagieuse. De même en doit-il être pour la lèpre.

En principe strict, les faits négatifs pourraient être purement et simplement déclinés pour deux raisons : la première, parce qu'une maladie peut être certainement contagieuse comme la tuberculose sans l'être inévitablement, ni même dans la majorité des cas; la seconde parce que, quel que soit leur nombre, les faits négatifs ne peuvent servir à infirmer les faits positifs qui établissent la transmissibilité de la maladie.

Supposez, un instant, que l'on ne puisse pas plus pour la tuberculose que pour la lèpre faire la preuve expérimentale de la transmissibilité, la question serait exactement la même pour les deux maladies, et il serait aussi facile de colliger et de proclamer les faits négatifs de transmission tuberculeuse que de contagiosité lépreuse.

Si les partisans de la doctrine non contagionniste cherchent à établir que les faits positifs contenus dans la littérature léprologique, — faits individuels, grandes et petites épidémies, — sont inexacts et nuls, ils sont dans le droit et dans la normale. Mais si leur négation générale de la contagiosité de la lèpre ne se base que sur des faits négatifs observés dans quelque proportion que ce soit; s'ils veulent limiter leur conviction à ce qu'ils ont observé dans le lieu déterminé de leur observation, et non dans le champ entier de la maladie lépreuse, ils ne sont plus dans le droit, ni dans la normale.

Cette déclaration pourrait suffire à clore le débat sur le

terrain des faits négatifs; mais, pour montrer surabondamment à quel point, en principe et en fait, les contestations basées sur les faits négatifs sont fragiles, et pour établir, une fois de plus, qu'elles relèvent toutes de la méconnaissance des conditions de nosologie générale que nous avons exposées, force nous est d'en reprendre la discussion sommaire, article par article; et il nous suffira, pour rétablir les principes, de l'examen d'un petit nombre de catégories de faits.

V. Objections relatives au résultat négatif des inoculations lépreuses faites sur les animaux, et au résultat supposé négatif des inoculations faites sur l'homme. — On n'a jamais pu inoculer la lèpre aux animaux; mais comme on n'a pas davantage pu inoculer aux animaux la plus contagieuse de toutes les maladies indélébiles, la syphilis, il n'y a pas lieu de discuter la valeur de ces résultats négatifs, et la conclusion en nosologie générale est qu'une maladie peut être au plus haut degré contagieuse dans l'espèce humaine, et n'être transmissible, par inoculation, à aucune autre espèce animale. De ce chef s'établit une différence très remarquable entre l'espèce humaine et les autres espèces animales : l'homme offre un terrain de culture favorable au développement de presque tous les agents pathogènes les plus divers d'origine et de nature. Mais il n'en est pas de même de l'animal, lequel est réfractaire à toute une série de virus humains, qui peuvent être, pour lui, septiques ou toxiques, mais non virulents. Si la lèpre et la syphilis étaient inoculables ou transmissibles aux animaux, il y a de nombreux siècles que cette transmission aurait été effectuée, ou mieux se serait effectuée. On n'inocule aux animaux que les maladies qui leur appartiennent, la tuberculose, par exemple, qui est à eux de toute éternité; et, pour ma part, je considère toutes les tentatives d'inoculation de la syphilis ou de la lèpre aux animaux comme frappées, d'avance, de nullité.

La possibilité d'inoculer la lèpre à l'homme est contestée, mais elle est incontestable en principe et en fait; mais alors même que les faits qui l'établissent seraient déclinés, on n'en pourrait pas conclure à la non-contagiosité de la maladie, au moins pour deux raisons. En premier lieu, à titre nosologique général, plusieurs affections certainement contagieuses, extrêmement contagieuses, ne sont pas inoculables, la diphthérie, le choléra, la scarlatine, la fièvre typhoïde, etc., et la non-inoculabilité ou mieux l'inoculation faite sans succès n'a jamais entraîné, par le fait en lui-même, la démonstration de la non-contagiosité d'une maladie. En second lieu, on ne doit pas oublier que l'insuccès d'une inoculation dépend souvent de l'ignorance où l'on est des conditions expérimentales attachées au mode spécial de contagiosité propre à l'affection. Pour la tuberculose, par exemple, nous affirmions depuis longtemps, en nous basant sur la clinique, la nature tuberculeuse de toutes les variétés de lupus vrai, alors que les expérimentateurs qui opéraient autour de nous soutenaient la négative en se basant sur l'insuccès de leurs inoculations aux animaux; ils ont appris à faire les inoculations, et ils ont cessé de nier. Nous avons la conviction qu'il en est ainsi pour la lèpre, de l'homme à l'homme, et que si les expérimentations sur l'homme étaient licites, la démonstration absolue ne serait pas longue à venir. On pourrait même dire qu'elle est venue, non pas seulement du fait célèbre d'Arning, mais plutôt encore des inoculations accidentelles, soit par les blessures proprement dites faites avec des instruments contaminés, soit par les effractions épidermodermiques de tout ordre qui ouvrent le réseau, et dans les foyers lépreux, par les mille lésions des surfaces muqueuses de rapport et de revêtement cutané particulières aux misérables en état sordide permanent.

Mes collègues en léprologie connaissent, comme moi, les faits nombreux de cet ordre qui existent dans la littérature spédalsque, et s'ils ne les considèrent pas comme démonstratifs je n'ai pas l'espoir de modifier une conviction qu'ils ont, sans doute, basée sur un examen approfondi. Mais à nos confrères qui exercent dans les pays lépreux s'impose, à présent, un devoir impérieux, c'est de relever avec le plus grand soin les faits nouveaux dans lesquels l'inoculation accidentelle aura été opérée à un titre quelconque, et par les instruments vulnérants les plus divers ; de les décrire avec tous les détails nécessaires, non pas en quelques mots comme un fait divers ou un on-dit, mais avec le soin, l'exactitude, la sévérité que ces choses comportent. Que l'on prenne la peine d'étudier tous les faits de lèpre avec le soin, l'attention, la précision, la sagacité avec lesquels notre savant collègue Celso Pellizari (Un caso non commune di Lepra, *in Settimana medica dello Sperimentale*, 1897, n° 24) a observé, analysé, et interprété ce fait de première importance, et la question sera vite placée au point où elle doit l'être.

Là est le moyen le moins imparfait que l'avenir possède d'étudier, à nouveau, la question des inoculations lépreuses de tout ordre sur les muqueuses et sur le tégument externe. Là est le seul moyen pratique, et le seul moyen licite. Quant à l'inoculation expérimentale de la lèpre d'homme à homme, elle est absolument illicite en dehors des cas où le médecin l'exécute sur lui-même, ou encore dans les conditions où s'est trouvé placé exceptionnellement notre savant collègue Arning, en présence du condamné Keanu. Et fût-elle renouvelée plus tard dans l'une ou dans l'autre de ces conditions, jamais l'expérimentation sur l'homme ne pourra être assez multipliée, ni assez complète, pour réunir tous les éléments d'une démonstration scientifique à l'égard d'une maladie aussi extraordinaire que la lèpre.

Aucun éclaircissement, non plus, à attendre dans l'avenir d'une étude plus précise de la question de la lèpre vaccinale dont l'intérêt est tout rétrospectif, soit à l'égard des transmissions individuelles, soit à l'égard de la propagation de la maladie à des populations jusque-là indemnes. Eu égard à la la prophylaxie de la lèpre, la question vaccinale est fermée : s'il est un pays dans lequel la vaccination animale soit de rigueur absolue, c'est le pays lépreux, et, s'il le fallait, la Conférence avertirait, sur ce point, les administrateurs d'États, et les gouvernements.

VI. Objections relatives a la rareté des contaminations conjugales. — Si l'on met à part, pour les raisons que nous allons indiquer tout à l'heure, les faits d'immunité de la femme de lépreux qui a eu une ou plusieurs conceptions, il est aisé de reconnaître que la contamination existe entre les conjoints comme entre les autres. (V. Leloir, *Traité de la Lèpre*, p. 202-203; Vidal, *Acad. de méd.*, 1885; Ed. Boinet, travaux cités), etc., etc. Et la démonstration se complétera quand on recueillera des documents portant sur un nombre d'années suffisant, en se rappelant les faits semblables à celui dont parle John. D. Hillis, cité par Shoemaker (*The med. Register*, 1897, p. 557, 558), relatif à la femme d'un pourvoyeur de léproserie devenu lépreux, et dont la femme ne fut atteinte qu'après des années pendant lesquelles chacun de dire : Comment pouvez-vous appeler contagieuse une maladie à côté de laquelle on peut rester ainsi indemne!

Ce qui est hautement digne de remarque, c'est l'immunité prolongée ou définitive des femmes saines d'hommes lépreux, qui conçoivent, et mettent au monde, des enfants hérédolépreux ou sains, dont nous avons donné l'interprétation dans notre lecture à l'Académie de médecine en octobre 1887, au lieu cité. Reprenons les faits tels que les présente Zambaco-Pacha, l'un des plus éminents parmi les anticontagionnistes, dans la relation saisissante de ses *Voyages aux pays lépreux*, chapitre xxv, relatif à la léproserie de Scutari.

« *Ce qui doit être remarqué et qui porte son précieux* « *enseignement, c'est que des femmes saines, qui ont conçu* « *par le fait d'un lépreux, et qui donnent le jour à des enfants* « *qui deviennent lépreux*, restent constamment indemnes. *De* « *tels exemples sont vus en nombre à la léproserie* (de Scutari); « *et j'en ai rencontré en masse dans mes pérégrinations dans* « *les pays des lépreux ainsi qu'à Constantinople, parmi mes* « *lépreux ambulants. J'en ai plusieurs en observation en ce* « *moment. Enfin, j'ai, à Constantinople, des cas encore plus* « *remarquables d'enfants issus de pères lépreux, qui ont pré-*

« *senté les premiers signes de la lèpre peu de temps après leur* « *naissance; ils sont donc venus au monde lépreux en quelque* « *sorte, puisque tout le monde admet que l'incubation est très* « *longue dans la lèpre. Hé bien, les mères qui ont conçu et* « *porté des enfants ayant le germe qui éclôt parfois quelques* « *semaines seulement après la naissance, ces mères qui ont* « *recélé dans leur sein des enfants lépreux n'ont pas contracté* « *la maladie. Ainsi, les femmes des lépreux, les mères qui* « *donnent le jour à des enfants déjà atteints de la lèpre pen-* « *dant la vie intra-utérine, et dont la maladie commence à* « *évoluer dès la naissance, ne sont contaminées ni par les rela-* « *tions du mari, ni par les connexités intimes de la vie fusion-* « *née en quelque sorte par la circulation commune de la mère* « *et du produit de la conception. Voilà les faits. Quant à leur* « *interprétation, je les laisse à la sagacité impartiale du lec-* « *teur.* »

L'interprétation que nous avons donnée, et que nous donnons est entièrement différente de celle de Zambaco-Pacha : cette immunité, actuelle et ultérieure, n'est pas un fait de non-contamination, mais un fait d'immunisation conceptionnelle comparable à celle qui se réalise dans la syphilis conceptionnelle, et qui a été formulée dans les termes que l'on connaît sous le nom de *loi de Colles*. Il n'est pas nécessaire d'insister, ni de développer les notions que cette immunisation conceptionnelle peut fournir aux recherches sur la vaccination antilépreuse; pour la démonstration que nous poursuivons actuellement, il suffit de mettre le fait en la place qui lui appartient réellement.

VII. Objections relatives a la rareté de la contamination des médecins, des personnes qui soignent les lépreux a un titre quelconque ; a la rareté ou a l'absence de la contamination dans les léproseriés, dans les hôpitaux généraux qui reçoivent des lépreux sans les isoler, dans les maisons de santé destinées aux lépreux, etc. — Les médecins prennent la lèpre auprès des lépreux dans la même mesure que les personnes de leur situation et de leur rang, et relativement moins, en raison de leur compétence dans le diagnostic précoce de la maladie, non moins que parce qu'ils savent prendre les mesures de simple précaution, généralement suffisantes. Ils ne prennent pas davantage, pour des raisons analogues, la tuberculose, ou même la peste, pour donner une comparaison d'évidence et d'actualité.

La fréquence des contaminations s'accroît quand, des médecins, on passe aux personnes diverses qui, par dévouement ou par profession, dans la famille ou dans les asiles de lépreux, donnent des soins intimes et prolongés aux lépreux sans prendre les mêmes précautions que les médecins, ou sont obligées de manipuler les linges souillés par les lépreux sans avoir été protégées par les mesures de désinfection que l'on sait prendre aujourd'hui.

Tel, entre autres, le cas de l'admirable Frère Damien, longtemps cité comme un témoignage éclatant de la non-contagiosité de la maladie et qui finit par mourir de la lèpre. Tel le cas de la femme qui lavait le linge des lépreux de Molokaï, toujours cité à côté de celui du Frère Damien, et qui finit aussi par être reconnue lépreuse par le professeur P. A. Morrow en 1888. Tel le cas de la fille d'un magistrat de Riga, devenue lépreuse, qui niait tout contact avec des lépreux, et pour laquelle l'enquête de V. Bergmann (*Die Lepra*, au lieu cité, 1897, p. 35) établit qu'elle avait pansé les ulcères lépreux d'une de ses domestiques morte ensuite de la lèpre à l'hôpital; et ainsi de beaucoup d'autres que nous pourrions citer, et dont on recueillera aisément la longue liste quand on voudra, comme l'a fait V. Bergmann pour Riga, poursuivre une enquête patiente, tenace, précise, en région limitée, permettant de recueillir des documents authentiques portant sur un nombre d'années proportionné aux lenteurs de l'évolution de la lèpre.

En ce qui concerne le personnel des léproseries, on sait surabondamment que ceux qui les fréquentent régulièrement, ou ceux qui y vivent sont particulièrement exposés à contracter la lèpre, ainsi que cela résulte entre autres statistiques de celle de la léproserie de Molokaï, dans laquelle 9 à 10 p. 100 des individus qui y sont employés deviennent lépreux. — Cf. Ed. Boinet, Léproserie ou village des lépreux d'Hanoï, travaux cités.

Toutefois, une enquête nouvelle sur ces faits est indiquée, ne serait-ce qu'en raison de l'immunité remarquable — bien qu'elle ne soit pas absolue — de la léproserie de Scutari. Les femmes saines ou lépreuses y mettent au monde des avortons, des atrophiques, des hérédolépreux, et même des enfants sains qui y deviennent ultérieurement quelquefois lépreux, mais sont considérés comme des hérédolépreux, même s'ils ne deviennent lépreux que dans l'adolescence. Mais il n'en est pas moins vrai qu'un grand nombre de personnes saines évoluent dans ce foyer lépreux exclusivement composé d'Ottomans mahométans, et paraissent n'y pas contracter la lèpre, laquelle, en outre, ne se propagerait pas dans le rayon de la léproserie, malgré les contacts multipliés avec la population saine ambiante.

C'est une étude du plus grand intérêt à reprendre en sous-œuvre sous la rubrique de : Variabilité du pouvoir contagieux de la lèpre selon les époques, les régions et les castes, etc. Ajoutons seulement que ce paradoxe de contagiosité ne semble pas, pour des régions comparables, avoir également frappé tous les observateurs, puisque le Dr Heindestam, directeur du service sanitaire à l'île de Chypre, dans son Rapport de 1890, écrit que « *depuis dix ans, l'observation des lépreux lui prouve de plus en plus la contagiosité de la maladie* ». (*Voyages chez les lépreux*, p. 406, en note.) A la même série appartiendra l'enquête sur les hôpitaux généraux dans lesquels on reçoit des lépreux sans les isoler parce qu'on n'y a jamais observé de contamination lépreuse, à l'hôpital Saint-Louis par exemple, où il y en a en permanence un certain nombre. Les conditions favorables à la contamination lépreuse ne s'y trouvent évidemment pas réalisées; comme les autres malades, les lépreux y sont soumis aux mesures générales d'hygiène et de propreté, ainsi que de vie réglée, et ils sont traités activement. L'œil du médecin et la surveillance de nos admirables religieuses interviennent régulièrement; enfin la promiscuité y est nulle, ou réduite au minimum.

Cependant, il y aura lieu de faire intervenir, pour le règlement de la question, d'autres observations, telles que celles d'ARTHUR REISSNER dont voici la relation littérale qui peut servir de conclusion au présent alinéa :

« *Dans plusieurs établissements de bienfaisance de la ville* « *de Riga, après que dans l'espace des deux dernières années,* « *cinq lépreux, provenant de la maison de charité Saint-Nico-* « *las et de la maison de charité russe, eurent été admis dans la* « *léproserie de la ville de Riga, on examina avec soin les habi-* « *tants de tous les instituts relevant de l'assistance charitable.* « *Le résultat de cette enquête fut la découverte de* 25 *lépreux* « *qui, après un séjour de dix à quinze ans dans l'établissement* « *en question, étaient devenus malades dans les trois à quatre* « *dernières années; avec les* 5 *cas précédents et un lépreux* « *mort dans un dépôt russe de mendicité, ces* 31 *cas se divisaient* « *comme il suit : ils venaient du dépôt russe de mendicité,* 14; « *du dépôt Saint-Nicolas,* 8; *de l'asile des pauvres,* 6; *de la* « *maison de force (bagne),* 2; *de l'hospice des incurables,* 1. « *Avec la faible virulence du virus lépreux on est surpris du* « *chiffre élevé des sujets atteints dans les deux instituts* « *nommés en premier lieu; de ces* 22 *malades* 4 *étaient déjà* « *affectés avant leur entrée dans l'établissement, et l'épidé-* « *mie s'est introduite par cette voie, comme cela a été démon-* « *tré, dans un terrain de culture favorable, car* 9 *fois la voi-* « *sine de lit d'un lépreux devint malade;* 5 *fois la maladie serait* « *survenue après des relations intimes de plusieurs années, et on* « *n'a pu expliquer la maladie de* 4 *autres que par une infection* « *accidentelle par les autres lépreux de l'établissement. La* « *durée de l'incubation a été habituellement de quatre ans,* « *une fois de deux ans et demi et une fois d'un an et demi. Les* « *malades avaient tous plus de* 50 *ans, douze déjà* 70. *Chez* « *aucun des malades, il n'existait d'hérédité.* (*St-Peters-*

burger medicinische Wochenschr., St-Petersburg, 25 décembre 1893 (16 janvier 1894, et Ein Beitrag z. Kontagiosität d. Lepra nach Beobacht. i. St-Nicolaï-Armenhause und russichen Armenhause z. Riga., *in Monatsh. f. prakt. Dermat.*, 1894, vol. XXVIII, p. 157, résumé par G. EICHMÜLLER, *thèse citée.*)

§ III

INDICATIONS GÉNÉRALES SOMMAIRES DE LA PROPHYLAXIE DE LA LÈPRE

Si l'on rappelle ici que, bien qu'on n'en puisse donner la preuve pastorienne — puisqu'il ne peut être cultivé en dehors de l'homme — le bacille de Hansen et de Neisser est l'agent pathogène de la lèpre; — si l'on se représente que, dans le développement et dans l'expansion de la maladie, l'hérédité démontrée est un facteur presque négligeable; — si l'on ajoute que la contamination immédiate ou médiate par le lépreux en est, au contraire, le facteur absolu; — si l'on n'oublie pas, enfin, que la contagion lépreuse — la contagiosité de la lèpre — est typiquement d'une extrême inégalité selon les temps, les lieux, les choses et les hommes, on aura réuni les éléments essentiels qui peuvent fournir à la médecine, aux gouvernements, aux municipalités, les bases d'une prophylaxie certaine. Les progrès et l'état actuel de l'hygiène, de la police hygiénique et de la sociologie générales en faciliteront les moyens d'exécution.

I. Améliorer le sort des lépreux; les traiter individuellement, et avec énergie, par tous les moyens connus, externes ou internes.

II. Isoler et hospitaliser ceux dont le contact peut être infectant, toutes les fois où cela sera exécutable. Exiger, chez les lépreux ambulants, la désinfection et le pansement de tous les foyers bacillaires, et l'oblitération soigneusement exécutée de toutes les solutions de continuité, dans toutes les formes de la maladie. Vaccinations antivarioliques pratiquées exclusivement avec le vaccin de génisse.

III. Désinfection obligatoire, par tous les moyens localement réalisables, des vêtements, linges, objets à usage de toute espèce.

IV. Surveillance médicale et inscription administrative. Protection effective, et organisée, des enfants de lépreux contre tous les contacts infectants, etc.

V. Éclairer, sans relâche, les intéressés, par tous les moyens appropriés, sur les mesures de préservation efficace basées sur l'étude particulière des habitudes, des mœurs, de l'état social, des conditions de tout ordre propres aux individus d'un pays, d'une race, d'une caste, d'une profession déterminées, etc., mission à confier particulièrement, en tout pays, aux ministres des religions.

VI. Instructions populaires relatives aux ablutions, aux soins de propreté et de préservation dont l'importance est de premier ordre dans tous les pays lépreux, et notions élémentaires de cette hygiène spéciale enseignées dans les écoles de tout rang, comprenant en outre les conseils particuliers, variables selon les climats et les pays, relatifs à tout ce qui, dans la matière entière de l'hygiène, peut agir sur le développement de la lèpre.

VII. Création d'Instituts léprologiques, avec enseignement officiel de la léprologie, partout où il est nécessaire de former des médecins destinés au pays lépreux, médecins qui devront, par des actes probatoires, établir qu'ils sont certainement en mesure de faire, de la maladie, une étude conforme aux exigences de la science moderne.

VIII. Jamais les mesures à prendre ne peuvent être édictées uniformes, absolues, générales, permanentes; toujours, elles doivent être réglées selon les conditions particulières à la région, à l'état social, au coefficient actuel de virulence, c'est à dire de contagiosité, selon qu'il y a, ou non, foyer lépreux proprement dit, en un mot selon l'état des lieux, des choses et des hommes.

IX. A aucun titre l'action légale ne peut intervenir dans la constitution des mariages en pays lépreux ou non, soit entre sujets lépreux, soit entre sujets sains et lépreux.

X. Partout, les mesures nécessaires, sous la haute et positive direction du médecin compétent, désigné par les gouvernements ou les municipalités, doivent être réalisées sans faillir aux principes de la liberté humaine, et de la charité.

Paris. — Typ. Chamerot et Renouard, 19, rue des Saints-Pères. — 35578

www.ingramcontent.com/pod-product-compliance
Ingram Content Group UK Ltd.
Pitfield, Milton Keynes, MK11 3LW, UK
UKHW021114290826
14628UKWH00014B/2182

9 782014 090611